# BEI GRIN MACHT SICH IHR WISSEN BEZAHLT

- Wir veröffentlichen Ihre Hausarbeit,
  Bachelor- und Masterarbeit

- Ihr eigenes eBook und Buch -
  weltweit in allen wichtigen Shops

- Verdienen Sie an jedem Verkauf

## Jetzt bei www.GRIN.com hochladen und kostenlos publizieren

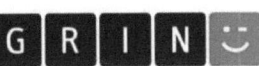

# Implementierung eines Betrieblichen Gesundheitsmanagements am Praxisbeispiel der Meisterbau GmbH

Franziska Merath

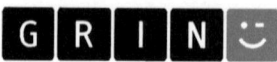

**Bibliografische Information der Deutschen Nationalbibliothek:**

Die Deutsche Nationalbibliothek verzeichnet diese Publikation in der Deutschen Nationalbibliografie; detaillierte bibliografische Daten sind im Internet über http://dnb.d-nb.de abrufbar.

ISBN: 9783389027073
Dieses Buch ist auch als E-Book erhältlich.

© GRIN Publishing GmbH
Trappentreustraße 1
80339 München

Druck und Bindung: Books on Demand GmbH, Norderstedt Germany
Gedruckt auf säurefreiem Papier aus verantwortungsvollen Quellen

Das Buch bei GRIN: https://www.grin.com/document/1472874

# Hausarbeit

| Name, Vorname | Merath, Franziska |
|---|---|
|  |  |
| Studiengang | MBA Sport- und Gesundheitsmanagement |
| Studienmodul | Betriebliches Gesundheitsmanagement I |
| Termin Lehrveranstaltung (siehe Ergebnisdokumentation) | 24.01. – 26.01.2024 |

# Inhaltsverzeichnis

# 1   Teilaufgabe 1 – Belastung und Beanspruchung

Die vorliegende Hausarbeit behandelt die Implementierung eines Betrieblichen Gesund-
heitsmanagements (BGM) für die Meisterbau GmbH. Das Unternehmen wurde 1968 ge-
gründet und begann mit fünf Mitarbeitern. Seitdem hat es kontinuierliches Wachstum
verzeichnet und zählt aktuell 652 Mitarbeiter. Dies qualifiziert die Meisterbau GmbH als
Großunternehmen (Statistisches Bundesamt). Das familiengeführte Unternehmen befin-
det sich in der dritten Generation und ist im Hoch-, Tief- und Straßenbau tätig, wobei der
Schwerpunkt auf dem Tief- und Straßenbau liegt. Trotz ihrer regionalen Ausrichtung
führt die Meisterbau GmbH auch überregionale Projekte durch, darunter die Erneuerung
von Bundesstraßen und Autobahnen. Rund 85% der Mitarbeiter sind direkt an Baustellen
beschäftigt oder arbeiten im Baumaschinen- und Materialbereich, während die übrigen
15% in Bereichen wie Geschäftsführung, Marketing/Vertrieb, Verwaltung, Planungsbe-
reich und Bauleitung tätig sind. Die vielfältigen Mitarbeiterqualifikationen reichen von
Straßenbauern über Maschinenführer bis hin zu Bürofachangestellten.

Im Folgenden sollen die anfallenden Tätigkeiten und ihre zentralen Belastungen näher
erläutert werden.

## 1.1   Anfallende Tätigkeiten

Im weiteren Verlauf der Hausarbeit werden drei repräsentative Tätigkeitsfelder näher betrachtet, die von den Beschäftigten der Meisterbau GmbH ausgeführt werden. Da der
Großteil der Mitarbeiter (85%) körperliche Arbeit verrichtet, werden zwei der drei ge-
nannten Tätigkeitsfelder insbesondere auf den direkten Bereich rund um und auf den Baustellen fokussiert. Das erste Tätigkeitsfeld umfasst Pflasterarbeiten für private und kom-
munale Projekte, einschließlich der Gestaltung von kleinen und großen Plätzen, Einfahr-
ten sowie der Verlegung von Hoch- und Tiefbordsteinen.
Ein weiteres Tätigkeitsfeld beinhaltet das Bedienen von Maschinen, sowohl auf dem Be-
triebsgelände als auch am eigentlichen Arbeitsplatz sowie während der Hin- und Rück-
fahrt. Dies schließt das Führen von verschiedenen Maschinen wie Baggern oder Walzen
ein. Maschinenführer müssen auch physisch aktiv sein, beispielsweise beim Anschließen
von erforderlichem Werkzeug, was insbesondere beim Wechsel der Schaufel notwendig
sein kann.

Die dritte Tätigkeit bezieht sich auf allgemeine Bürotätigkeiten. In den Bereichen Geschäftsführung, Marketing/Vertrieb usw. werden Aufgaben wie das Schreiben von Rech-
nungen, die Durchführung von Auftragsverhandlungen, die Neukundenakquise sowie
aufwendige Planungsarbeiten am Computer durchgeführt.

## 1.2 Belastungen der Tätigkeiten

Unter dem Terminus "Belastungen" im Kontext der Arbeitswelt werden sämtliche Ein-
flussfaktoren verstanden, die von extern auf den Menschen einwirken und sowohl psychisch als auch physisch auf ihn einwirken (Uhle & Treier, 2019, S. 120). Es ist jedoch
wichtig zu beachten, dass dieser Begriff die individuellen Auswirkungen auf den Einzelnen außer Acht lässt.

Der Begriff "Belastung" impliziert nicht zwangsläufig einen ausschließlich negativen
Einfluss auf den Menschen. Wenn die Belastungen jedoch negative Auswirkungen haben,
wird vorrangig von "Fehlbelastungen" gesprochen (Uhle & Treier, 2019, S. 120–123).

In der nachfolgenden Tabelle 1 werden die verschiedenen Tätigkeitsfelder der Meisterbau
GmbH sowie die zugehörigen zentralen Belastungen aufgeführt.

Tab. 1: Tätigkeiten und ihre zentralen Belastungen (eigene Darstellung)

| Nennung der Tätigkeit | Zentrale Belastungen |
|---|---|
| Tätigkeit im Baumaschinen- und Materialbe-<br>reich bspw. als Maschinenführer | 1. dauerhaftes Stehen<br>2. hohe Lärmbelastung |
| Direkte Tätigkeit auf der Baustelle bspw. als<br>Asphaltbauer | 1. starke Umwelteinflüsse<br>(Sonne/ Regen/ Wind/…)<br>2. schweres Heben, Halten & Tragen |
| Tätigkeit im Baustellentransport bspw. als Be-<br>rufskraftfahrer | 1. ständiges Sitzen<br>2. dauerhafte Ganzkörpervibration |

## 1.3 Die Wirkungskette der Meisterbau GmbH

Der Begriff "Beanspruchung" unterscheidet sich vom Begriff "Belastung" (Rohmert &
Rutenfranz, 1975, S. 8; Uhle & Treier, 2019, S. 120). Rohmert und Rutenfranz (1975,
S.8). definieren "Belastung" als externe Größen und Faktoren, die ausschließlich objektiv

und von außen auf den Menschen einwirken. Die tatsächlichen Auswirkungen im oder auf den Menschen bleiben unter dem Begriff der "Belastung" unberücksichtigt.

Im Gegensatz dazu bezieht sich der Begriff "Beanspruchung" auf die Auswirkungen von Belastungen im und auf den Menschen. Diese Auswirkungen können stark variieren, da jeder Mensch unterschiedliche individuelle Eigenschaften und Fähigkeiten besitzt, die zu unterschiedlichen Beanspruchungen führen können (Rohmert & Rutenfranz, 1975, S.8). Dauerhafte beeinträchtigende Beanspruchungen in der Arbeitswelt können schließlich als "Beanspruchungsfolgen" infolge von negativen Belastungen auftreten (Uhle & Treier, 2019, S.123).

Die nachfolgenden Tabellen 2, 3 und 4 präsentieren drei Wirkungsketten ausgewählter Tätigkeiten der Meisterbau GmbH mit ihren Belastungen, Fehlbelastungen und der Beanspruchungsfolge.

Tab. 2: Belastung, Fehlbelastung und Beanspruchungsfolge einer Tätigkeit im Baumaschinen- und Materialbereich (eigene Darstellung)

| Tätigkeit im Baumaschinen- und Materialbereich (bspw. Maschinenführer) | | |
|---|---|---|
| Belastung | 1. dauerhaftes Stehen | 2. hohe Lärmbelastung |
| Fehlbelastung | Lange einseitige Körperbelastung | Gehörgefährdender Lärm, unzureichender Gehörschutz |
| Beanspruchungsfolge | Muskel-Skelett-Erkrankungen<br><br>→ Eingeschränkte Arbeitsfähigkeit bis hin zur Berufsunfähigkeit | Hörschädigungen<br><br>→ Erhebliche Hörbeeinträchtigungen im Berufs- und Alltag |

Tab. 3: Belastung, Fehlbelastung und Beanspruchungsfolge der direkten Tätigkeit auf der Baustelle (eigene Darstellung)

| Direkte Tätigkeit auf der Baustelle (bspw. Asphaltbauer) | | |
|---|---|---|
| Belastung | 1. starke Umwelteinflüsse (vor allem Sonne) | 2. schweres Heben, Halten & Tragen |
| Fehlbelastung | Kein Schutz vor UV-Strahlung | Überbeanspruchung |
| Beanspruchungsfolge | Häufige Sonnenbrände<br><br>→ Hauterkrankungen bis hin zu Hautkrebs | Gelenkverletzungen oder -schäden<br>→ Eingeschränkte Arbeitsfähigkeit oder sogar Berufsunfähigkeit |

Tab. 4: Belastung, Fehlbelastung und Beanspruchungsfolge der Tätigkeit Baustellentransport (eigene Darstellung)

| Tätigkeit im Baustellentransport (bspw. Berufskraftfahrer) | | |
|---|---|---|
| Belastung | 1. ständiges Sitzen | 2. dauerhafte Ganzkörpervibration |
| Fehlbelastung | Lange einseitige Körperbelastung | Unterbewusstes Aushalten der Vibration |
| Beanspruchungsfolge | Muskel-Skelett-Erkrankungen | Muskel-Skelett-Erkrankungen |
| | → Eingeschränkte Arbeitsfähigkeit oder sogar Berufsunfähigkeit | → Eingeschränkte Arbeitsfähigkeit oder sogar Berufsunfähigkeit |

## 1.4 Belastungs-Beanspruchungs-Modell nach Rohmert & Rutenfranz anhand der Meisterbau GmbH

Die zuvor präsentierte Wirkungsketten (vgl. Kapitel 1.3) verdeutlichen die Konzepte der Belastung, Fehlbelastung und Beanspruchungsfolgen für die Meisterbau GmbH. Dieses Konzept wurde von Rohmert und Rutenfranz im Jahr 1975 entwickelt und findet bis heute Anwendung im arbeitswissenschaftlichen Bereich. Es erkannte, dass die Arbeitsbelastung durch verschiedene Einflüsse, insbesondere situative Faktoren, zu einer Aktivität (Belastung) und schließlich zu einer Beanspruchung führt. Die ausgeführten Tätigkeiten können dabei von hoher Motivation, emotionalen oder anderen Faktoren sowie von der Disposition der Mitarbeiter beeinflusst werden.

Die Schwierigkeit der Arbeit führt somit zu Belastungen, die wiederum Aktivitäten und Beanspruchungen nach sich ziehen. Dies kann zur Anpassung des Beschäftigten an die herrschenden Gegebenheiten führen oder zu Funktionsminderungen wie Ermüdung oder Fehlentscheidungen führen (Rohmert & Rutenfranz, 1975). Rohmert und Rutenfranz (1975) kategorisierten vier verschiedene Bewertungsebenen einer Arbeitstätigkeit: "Ausführbarkeit", "Erträglichkeit", "Zumutbarkeit" und "Zufriedenheit".

Die "Ausführbarkeit" bezieht sich auf die Leistungsfähigkeit des Menschen in Bezug auf die Arbeitsaufgabe. Die Arbeit sollte so gestaltet sein, dass der Mitarbeiter die Fähigkeiten besitzt, sie auszuführen. Die "Erträglichkeit" definiert, wie lange der Beschäftigte die Ausführbarkeit aufrechterhalten kann. Beide Bewertungsebenen werden als objektiv betrachtet. "Zumutbarkeit" und "Zufriedenheit" gelten als nicht objektiv, da die Zumutbarkeit Gruppen- und gesellschaftlichen Einflüssen unterliegt, während die "Zufriedenheit" durch äußere Einflüsse beeinflusst wird.

Aufgrund des Wandels in der Arbeitswelt erweiterte Rohmert (1984) dieses Modell um informatorische und psychosoziale Belastungen zusätzlich zu den bereits aufgeführten körperlichen Belastungen. Die Vielfalt an unterschiedlichen Belastungs- und Beanspruchungsfaktoren sowie die Wechselwirkungen führten dazu, dass das Modell als Grundkonzept angesehen und im Laufe der Zeit weiterentwickelt wurde. Verschiedene Wissenschaftler haben das Modell weiterentwickelt, wie beispielsweise Konietzko und Dupuis (1989)(Konietzko & Dupuis, 1989), welche zwischen Belastungen innerhalb oder außerhalb des Organismus unterscheiden.

Das Verhältnis und die Wechselwirkung zwischen Belastung und Beanspruchung bei der arbeitenden Bevölkerung stellen eine wichtige Aufgabe im Gesundheitsschutz dar und gehören auch heute zu den essenziellen Aufgaben in der Gefahrenbeurteilung am Arbeitsplatz. Aufgrund der Bedeutung wurde das Belastungs-Beanspruchungs-Konzept in die DIN EN ISO 26800 aufgenommen, um das Auftreten unterschiedlicher Konzepte in der Wissenschaft zu vermeiden (Stowasser). Die DIN EN ISO 26800 dokumentiert ergonomische Grundsätze und Prinzipien für sämtliche Anwendungen am Arbeitsplatz.

# 2 Teilaufgabe 2 – Bedarfe für ein BGM

## 2.1 Gesundheit und Gesundheitsverhalten

Aufgrund des demografischen Wandels und der sich verändernden Lebensgewohnheiten hat sich das Krankheitsgeschehen in der Bevölkerung nachhaltig transformiert. Es zeigt sich ein Anstieg von Erkrankungen, darunter insbesondere Muskel-Skelett-Erkrankungen, Herz-Kreislauf-Erkrankungen und psychische Störungen (Barthelmes, Oster & Fiedler, 2012). Diese Entwicklung hat auch erhebliche Auswirkungen auf die Belegschaft der Meisterbau GmbH. Die Natur der Arbeit in diesem Unternehmen, die häufig das Tragen schwerer Lasten oder das längere Verharren in statischen Arbeitspositionen erfordert, macht die Mitarbeiter besonders anfällig für arbeitsbedingte Gesundheitsprobleme.

Die hohe Belastung kann nicht nur zu persönlichen Beeinträchtigungen für die betroffenen Mitarbeiter führen, sondern zieht auch erhebliche finanzielle Einbußen für das Unternehmen nach sich, bedingt durch vermehrte Arbeitsunfähigkeiten und damit verbundene Kosten. Selbst diejenigen Mitarbeiter, die vorwiegend sitzende Tätigkeiten ausüben, sei es am Schreibtisch oder im LKW, sind bestimmten Gesundheitsrisiken ausgesetzt.

Inaktivität und falsche Belastungen können zu Rückenbeschwerden und anderen Gelenk-problemen führen.

Vor diesem Hintergrund erscheint es im Rahmen eines betrieblichen Gesundheitsmana-gements sinnvoll, den Mitarbeitern alle potenziellen Gesundheitsrisiken aufzuzeigen. Es gilt, die Dringlichkeit von präventiven Maßnahmen zu betonen, um frühzeitig auf die Herausforderungen einzugehen und die langfristige Gesundheit und Leistungsfähigkeit der Belegschaft zu fördern.

## 2.2 Arbeiten 4.0/ New Work

Im Zuge der vierten Industrialisierung hat der sekundäre Sektor, zu dem auch die Meist-erbau GmbH gehört, erhebliche Arbeitskräfteverluste verzeichnet. Dies führt zu sowohl psychischem als auch physischem Stress für die Belegschaft aufgrund des gesteigerten Arbeitsaufwands, der notwendig ist, um den Mangel an Fachkräften auszugleichen (Möl-ler, 2023). Darüber hinaus gestaltet sich die Integration von technologischen Neuerungen und Fortschritt im Unternehmen aufgrund ihrer hohen Kosten und Komplexität als her-ausfordernd. Dies stellt für die Mitarbeiter eine Belastung dar, da sie wenige Alternativen zu veralteten und belastenden Arbeitsweisen haben. Zudem können bedeutende Verän-derungen im Arbeitsprozess Ängste und Unsicherheiten hervorrufen. Insbesondere Mit-arbeiter in theoretischen Bereichen wie Verwaltung, Planung, Marketing und Vertrieb müssen sich kontinuierlich auf neue technologische Gegebenheiten einstellen, was zu-sätzlichem psychischem Stress aussetzt (IW-Personalpanel, 2019).
Die Erwartungen der Mitarbeiter an ihre Unternehmen haben sich ebenfalls drastisch ver-ändert. Statt rein finanzieller Aspekte stehen nun verstärkt persönliche und soziale Be-dürfnisse im Vordergrund, wie die Vereinbarkeit von Beruf und Familie oder die Flexi-bilität von Arbeitszeit und Arbeitsort. Unternehmen können diese Rahmenbedingungen aktiv gestalten, und dies beeinflusst nicht nur die Arbeitsaktivität des Einzelnen, sondern auch deren psychische, physische und soziale Gesundheit (www.haufe.de, 2016)

# 3 Teilaufgabe 3 – BGM-Ziele

In der Teilaufgabe 3 werdemn die übergeordnete BGM-Ziele definiert und fehlende Informationen, um diese zuverlässiger zu gestalten analysiert.

## 3.1 Übergeordnete BGM-Ziele

Als erstes und wichtigstes BGM-Ziel ist der **wirtschaftliche Nutzen des Unternehmens** zu nennen, um folglich die Profitabilität der Meisterbau GmbH zu steigern. In diesem Sinne müssen alle Investitionen, die für ein erfolgreiches BGM getätigt werden, einen klaren wirtschaftlichen Mehrwert für das Unternehmen generieren. Folgende Aspekte sollen zu einer Verbesserung der Wirtschaftlichkeit des Unternehmens führen: Das betriebliche Eingliederungsmanagement (BEM), dass die Wiedereingliederung und berufliche Rehabilitation von Langzeiterkrankten beinhaltet, ist ein bedeutender Aspekt. Eine effektivere Umsetzung des BEM und eine zügigere Rehabilitation der Mitarbeiter führen zu Kostensenkungen für das Unternehmen (Uhle & Treier, 2019, S.37).

Eine Reduzierung der allgemeinen Gesundheitsausgaben für Mitarbeiter ist ein weiterer positiver Effekt. Die Einführung verschiedener präventiver Maßnahmen, insbesondere im Bereich der Gesundheitsförderung, kann dazu beitragen, die Kosten durch entstandene Arbeitsausfälle zu minimieren.

Der **Erhalt und die Steigerung der Leistungsfähigkeit** bilden für die Meisterbau GmbH einen zentralen und bedeutsamen Aspekt, insbesondere in Anbetracht der Tatsache, dass ein erheblicher Teil der Belegschaft physisch anspruchsvolle Tätigkeiten im sogenannten "direkten Bereich" ausführt. Diese Mitarbeiter tragen häufig schwere Lasten, arbeiten in herausfordernden Umgebungen und sind maßgeblich für die reibungslose Durchführung von Bauprojekten verantwortlich (Pfannstiel & Mehlich, 2018, S. 24–26).

In einer Zeit des demografischen Wandels gewinnt die Erhaltung der Leistungsfähigkeit zunehmend an Bedeutung. Es ist von essenzieller Wichtigkeit, die Arbeitsfähigkeit der Beschäftigten zu bewahren, um sicherzustellen, dass sie ihre beruflichen Aufgaben so lange wie möglich mit hoher Effizienz und Produktivität ausführen können. Dies wird zu einer nachhaltigen Arbeitskraftsicherung und einem effektiven Ressourcenmanagement für die Meisterbau GmbH beitragen. Die Herausforderung, die Leistungsfähigkeit zu erhalten und zu steigern, wird durch den Mangel an Nachwuchskräften zusätzlich akzentuiert. Aufgrund dieses Mangels an qualifizierten Arbeitskräften stehen der Meisterbau

GmbH nur begrenzte Ressourcen für die Bewältigung der bevorstehenden Aufgaben zur Verfügung. Daher wird die Investition in die Gesundheit, Fitness und professionelle Entwicklung der bestehenden Belegschaft zu einem strategischen Vorteil für das Unternehmen. Maßnahmen wie gezielte Schulungen, ergonomische Arbeitsplatzgestaltung und Präventionsprogramme tragen dazu bei, die Leistungsfähigkeit der Mitarbeiter langfristig zu stärken und die Herausforderungen des demografischen Wandels erfolgreich zu bewältigen.

In diesem Zusammenhang stellt die **Schaffung gesundheitsförderlicher Arbeitsbedingungen** ein grundlegendes Ziel für das BGM der Meisterbau GmbH dar. Angesichts der Tatsache, dass die Mitarbeiter des Unternehmens täglich anspruchsvollen und belastenden Arbeitsbedingungen ausgesetzt sind, während sie gleichzeitig körperlich herausfordernde Aufgaben bewältigen, erweist es sich als äußerst vorteilhaft, die Arbeitsumgebung so zu gestalten, dass sie die Gesundheit der Mitarbeiter fördert

Diese Implementierung bietet nicht nur den Mitarbeitern eine erleichterte Arbeitsatmosphäre, sondern trägt auch dazu bei, Verletzungen und Krankheiten vorzubeugen, die Arbeitsbelastung zu reduzieren und die Tätigkeiten insgesamt erträglicher zu gestalten. Dies hat unmittelbare Auswirkungen auf die Reduzierung der Anzahl der Arbeitsunfähigkeitstage im Betrieb. Darüber hinaus resultiert daraus eine positive Wirkung auf die Mitarbeiter, da es zu weniger Unterbesetzung und Überarbeitung führt. Kollegen können sich gegenseitig unterstützen und psychisch entlasten (Pfannstiel & Mehlich, 2018). Im Kontext des demografischen Wandels ist es auch hier im Interesse des Unternehmens, die Mitarbeiter möglichst lange arbeits- und leistungsfähig zu halten, damit sie auch im fortgeschrittenen Alter ihren beruflichen Tätigkeiten nachgehen können. Dies gilt nicht nur für die physisch anspruchsvollen Tätigkeiten auf Baustellen, sondern auch für die theoretischen Bereiche wie Verwaltung, Planung, Marketing und Vertrieb, die oft mit langen sitzenden Tätigkeiten verbunden sind. Auch hier können ergonomische und gesundheitsförderliche Anpassungen der Arbeitsplatzbedingungen einen positiven Beitrag leisten.

## 3.2 BGM-Ziele zuverlässiger gestalten

Die BGM-Ziele der Meisterbau GmbH müssen nun zuverlässiger gestaltet werden. Hierfür ist es notwendig, zusätzliche Informationen über das Unternehmen aufzunehmen und diese zu analysieren. Nachfolgend sollen zwei fehlende Informationen des vorgestellten Unternehmens, die zu einer Konkretisierung der Ziele führen erläutert werden.

1. **allgemeine Gesundheitssituation des Unternehmens**

   Eine aussagekräftige Kennzahl könnte der ermittelte Krankenstand sein, und das Ziel des Unternehmens darauf ausgerichtet sein, diesen zukünftig zu senken. Mit einem niedrigen Kranken- und Fehlzeitenqoute als Ziel kann das BGM spezifische Maßnahmen implementieren, um die Gesundheit und das Wohlbefinden der Mitarbeiter zu fördern(Biewig, Kämmerer, Ribbe, Rubach & Wollny, 2016, S. 13–14).

2. **Bereits durchgeführte Maßnahmen**

   Die Größe der Meisterbau GmbH bietet die Möglichkeit, dass im Rahmen der betrieblichen Gesundheitsförderung (BGF) bereits erste Maßnahmen zur Förderung der Gesundheit durchgeführt wurden. Diese Maßnahmen könnten erste Erkenntnisse über die Akzeptanz und Wirksamkeit solcher Programme liefern und gleichzeitig als Grundlage für zukünftige Initiativen dienen. Es stellt sich die Frage, ob die möglicherweise durchgeführten BGF-Maßnahmen von der internen Führungsebene oder von externen BGM-Beratern durchgeführt wurden. Es wäre daher sinnvoll, gegebenenfalls Seminare zum Thema Gesundheit der Mitarbeiter zunächst auf der Führungsebene durchzuführen. Dies dient dem Zweck, eine Sensibilisierung der Führungskräfte für die Bedeutung von betrieblicher Gesundheitsförderung zu schaffen

# 4 Teilaufgabe 4 – Nutzen eines BGM

Nachfolgend wird der ökonomische Nutzen des BGM für den Arbeitgeber (AG) (siehe Tab.5) und dessen gesundheitlicher Nutzen für den Arbeitnehmer (AN) (siehe Tab.7) betrachtet. Diese Beispiele sollen zeigen, dass ein BGM nicht nur für das Unternehmen, sondern auch für die Mitarbeiter zahlreiche Vorteile und Nutzen bietet.

## 4.1 Ökonomischer Nutzen des BGM für den Arbeitgeber

Tab. 5: Beispiele für ökonomische Nutzen des AG (eigene Darstellung)

| Beispiele für ökonomische Nutzen des AG | Erläuterung |
|---|---|
| Reduzierung von Krankheitsausfällen | Ein effektives betriebliches Gesundheitsmanagement (BGM) kann dazu beitragen, Krankheitsausfälle der Mitarbeiter zu verringern. Durch Präventionsmaßnahmen wie Gesundheitsförderung, ergonomische Arbeitsplatzgestaltung und Stressmanagement können Gesundheitsrisiken minimiert werden. Dadurch sinkt die Anzahl der Fehltage, was wiederum zu einer höheren Produktivität und geringeren Kosten für das Unternehmen führt. |
| Steigerung der Mitarbeiterbindung und -zufriedenheit | Ein gut gestaltetes BGM zeigt den Mitarbeitern, dass sich das Unternehmen um ihr Wohlbefinden kümmert. Dies kann die Mitarbeiterbindung und -zufriedenheit erhöhen, was wiederum die Fluktuationsrate senkt. Die Bindung talentierter Mitarbeiter spart dem Unternehmen langfristig Kosten für Neueinstellungen und Schulungen. |
| Verbesserung des Unternehmensimages | Unternehmen, die sich aktiv um das Wohlergehen ihrer Mitarbeiter kümmern, werden oft als attraktive Arbeitgeber wahrgenommen. Ein erfolgreiches BGM kann das Image des Unternehmens stärken und es für potenzielle Bewerber attraktiver machen. Dies kann dazu beitragen, hochqualifizierte Fachkräfte anzuziehen und die Rekrutierungskosten zu senken. |

## 4.2 Gesundheitlicher Nutzen des BGM für die Arbeitnehmer

Tab. 6: Beispiele für gesundheitliche Nutzen des AN (eigene Darstellung

| Beispiele für gesundheitliche Nutzen des AN | Erläuterung |
|---|---|
| Verbesserung des allgemeinen Wohlbefindens | Ein BGM kann den Mitarbeitern helfen, gesündere Lebensgewohnheiten zu entwickeln und ihr allgemeines Wohlbefinden zu steigern. Durch Programme zur Förderung von Bewegung, gesunder Ernährung und Stressbewältigung können die Mitarbeiter ihre Gesundheit aktiv verbessern und sich energiegeladener fühlen. |
| Prävention von arbeitsbedingten Gesundheitsproblemen | Durch ergonomische Arbeitsplatzgestaltung, regelmäßige Gesundheitschecks und Schulungen zur richtigen Arbeitsweise können arbeitsbedingte Gesundheitsprobleme wie Rückenschmerzen, Verspannungen und Stress reduziert oder vermieden werden. |
| Förderung einer gesunden Work-Life-Balance | Ein BGM kann den Mitarbeitern dabei helfen, eine gesunde Balance zwischen Beruf und Privatleben zu finden. Flexible Arbeitszeitmodelle, Unterstützung bei der Kinderbetreuung und Programme zur Förderung der Work-Life-Balance tragen dazu bei, Stress zu reduzieren und das Wohlbefinden der Mitarbeiter zu steigern. |

# 5  Teilaufgabe 5 – Konzeption und Planung eines BGM

In den letzten Aufgaben sollen nun das BGM-Projekt mithilfe des 6.Phasen-Modell der DHfPG Schritt für Schritt aufgeteilt werden und wesentliche Erfolgsfaktoren, die zur Durchführung des Projektes von Bedeutung sind, genannt werden.

## 5.1 Das 6-Phasen-Modell zum Aufbau eines BGMs

Für die Konzeption und Planung eines BGM basierend auf den bisherigen Informationen und einem erfolgten Erstgespräch, in dem der Projektauftrag definiert und freigegeben wurde, können die folgenden Schritte in chronologischer Reihenfolge und im 6 Phasen-Modell der deutschen Hochschule für Prävention und Gesundheitsmanagement (DHfPG) (Morsch, Prof. Dr. phil. Arne, 2023, S. 189–190) relevant sein (vgl. Tab.7):

Tab. 7: Konzeption und Planung eines BGM (eigene Darstellung)

| Nennung der Schritte | Relevante Phase des 6-Phasen-Modells |
|---|---|
| 1. Bedarfsanalyse und Ist-Zustandserhebung | Phase 1: Bedarfsbestimmung |
| 2. Festlegung der Ziele und Zielgruppen | Phase 2: Analyse |
| 3. Entwicklung eines Maßnahmenplans | Phase 3: Interventionsplanung |
| 4. Ableitung der Maßnahmen | Phase 4: Intervention |
| 5. Durchführung von Schulungen und Workshops | Phase 4: Intervention |
| 6. Evaluation und kontinuierliche Verbesserung | Phase 4+5: Evaluation + Nachhaltigkeit |

1. Phase 1: Bedarfsbestimmung

   Die Bedarfsbestimmung beginnt mit einer umfassenden Untersuchung der aktuellen Gesundheitssituation der Mitarbeiter der Meisterbau GmbH. Dies beinhaltet die Analyse von Krankenständen, Unfallberichten, Mitarbeiterbefragungen und Gesundheitschecks. Darüber hinaus werden auch die spezifischen Arbeitsbedingungen und -anforderungen auf Baustellen sowie in administrativen Bereichen wie der Verwaltung oder dem Marketing sorgfältig bewertet. Ziel ist es, die Hauptgesundheitsrisiken und -herausforderungen des Unternehmens zu identifizieren.

2. Phase 2: Analyse

   Im Anschluss an die Bedarfsbestimmung erfolgt eine gründliche Analyse der erfassten Daten, um die Ursachen für bestehende Gesundheitsprobleme zu ermitteln. Dies kann beispielsweise ergonomische Mängel auf Baustellen, Stressbelastungen in administrativen Bereichen oder unzureichende Gesundheitsförderungsmaßnahmen umfassen. Die Analyse liefert wertvolle Einblicke, die als Grundlage für die weitere Planung dienen.

3. Phase 3: Interventionsplanung

   Gestützt auf die Ergebnisse der Analyse werden konkrete Ziele festgelegt und ein um-
   fassender Interventionsplan entwickelt. Dieser Plan beinhaltet verschiedene Maßnahmen zur Förderung der Mitarbeitergesundheit, die sowohl präventiv als auch kurativ
   ausgerichtet sein können. Beispiele hierfür sind Schulungen zur Ergonomie, Stressma-
   nagement-Workshops, Förderung von körperlicher Aktivität auf Baustellen, Gesund-
   heitstage sowie die Einführung flexibler Arbeitszeiten zur besseren Vereinbarkeit von
   Beruf und Privatleben.

4. Phase 4: Intervention

   Nachdem der Interventionsplan festgelegt wurde, werden die geplanten Maßnahmen
   und Programme in die Tat umgesetzt. Dies beinhaltet die Einführung von Schulungen,
   die Bereitstellung ergonomischer Arbeitsmittel, die Organisation von Gesundheitsver-
   anstaltungen und die Einrichtung von Gesundheitsressourcen wie Fitnessräume oder
   Gesundheitsberatungsdienste. Die Implementierung erfolgt in enger Zusammenarbeit
   mit den Mitarbeitern und Führungskräften, um eine hohe Akzeptanz und Wirksamkeit
   sicherzustellen.

5. Phase 5: Evaluation

   Nach einer angemessenen Umsetzungszeit werden die durchgeführten Interventionen
   und Programme evaluiert. Dies umfasst die Bewertung der Wirksamkeit anhand von
   Kennzahlen wie Mitarbeiterzufriedenheit, Krankheits- und Unfallstatistiken sowie
   Produktivitäts- und Leistungskennzahlen. Die Ergebnisse der Evaluation dienen dazu,
   den Erfolg des BGM zu bewerten und erforderliche Anpassungen vorzunehmen, um
   die Effektivität weiter zu verbessern.

6. Phase 6: Nachhaltigkeit:

   Langfristig ist es entscheidend, dass BGM in die Unternehmenskultur zu integrieren
   und kontinuierlich weiterzuentwickeln. Dies beinhaltet die Etablierung von Strukturen
   und Prozessen zur langfristigen Sicherung der Mitarbeitergesundheit sowie die regel-
   mäßige Überprüfung und Anpassung der Maßnahmen an sich ändernde Anforderun-
   gen und Herausforderungen. Ein kontinuierlicher Verbesserungsprozess stellt sicher,
   dass das BGM langfristig effektiv bleibt und einen nachhaltigen Nutzen für die Mitarbeiter und das Unternehmen bietet.

## 5.2 Erfolgsfaktoren des erstellten BGM

Zum erstellten BGM-Projekt sollen nun drei Erfolgsfaktoren näher beleuchtet werden:

1. Führungskräfteengagement

   Die Rolle der Führungskräfte ist von entscheidender Bedeutung für den Erfolg eines BGM-Projekts. Sie sind die Hauptakteure bei der Etablierung einer gesundheitsförderlichen Kultur im Unternehmen (Struhs-Wehr, 2017, S. 66–67). Das Engagement der Führungsebene ist ein wesentlicher Treiber für den Erfolg, da ihre Motivation und Unterstützung die Akzeptanz und Wirksamkeit des BGM im Unternehmen beeinflussen (Altenhöner, Köhler, Philippi & Alaze, 2014, S. 6). Ohne eine aktive Beteiligung und Unterstützung seitens der Führungskräfte besteht das Risiko, dass das BGM-Projekt nicht nachhaltig umgesetzt wird (Meyer & Tirpitz, 2008, S. 22). Daher ist es wichtig, dass die Führungskräfte sensibilisiert werden und gegebenenfalls Schulungen zum Thema Gesundheit erhalten, um ihre Verantwortung zu erkennen und entsprechend zu handeln (Altenhöner et al., 2014, S. 8).

2. Mitarbeiterbeteiligung

   Die Einbindung der Mitarbeiter ist ein weiterer zentraler Erfolgsfaktor für ein BGM-Projekt (Struhs-Wehr, 2017, S. 61). Unter Mitarbeiterbeteiligung versteht man die aktive Einbeziehung der Mitarbeiter in gesundheitsbezogene Aktivitäten und Entscheidungsprozesse. Dadurch wird ihr Wissen und ihre Fähigkeiten genutzt und ihr Bewusstsein für Gesundheit gestärkt (Struhs-Wehr, 2017, S. 105). Eine kontinuierliche Mitarbeiterpartizipation fördert ein dauerhaftes Gesundheitsbewusstsein und trägt dazu bei, dass Gesundheitsmaßnahmen effektiv umgesetzt werden (Uhle & Treier, 2019, S. 259). In der Meisterbau GmbH ist die Einbeziehung der gesamten Belegschaft von großer Bedeutung, um ein nachhaltiges BGM zu etablieren.

3. Ganzheitlichkeit des Ansatzes

   Die Berücksichtigung eines ganzheitlichen Ansatzes ist ein weiterer Erfolgsfaktor für die Umsetzung eines BGM-Projekts. Ein ganzheitlicher Ansatz umfasst sowohl verhaltensbezogene als auch strukturelle Maßnahmen und kombiniert Risikominderung mit der Förderung von Schutzfaktoren und Gesundheitsressourcen (ENWHP, 2009). Darüber hinaus vermittelt man den Mitarbeitern den Sinn und die Bedeutung ihrer Arbeit im Zusammenhang mit ihrer Gesundheit. Für die Meisterbau GmbH bedeutet dies, dass eine ganzheitliche Herangehensweise an das Thema Gesundheit auf allen Ebenen des Unternehmens erforderlich ist, um langfristige und nachhaltige Effekte zu erzielen (Uhle & Treier, 2019, S. 431). Dies kann sich beispielsweise in der Ergonomie der Arbeitsplätze in den Bürogebäuden oder in der Einführung neuer Technologien auf den Baustellen manifestieren. Es ist wichtig sicherzustellen, dass alle Mitarbeiter von den Gesundheitsmaßnahmen profitieren.

# 6   Tabellenverzeichnis

# 7  Literaturverzeichnis

Altenhöner, T., Köhler, M., Philippi, M. & Alaze, F. (2014). Maßnahmen des betrieblichen Gesundheitsmanagments. *Prävention und Gesundheitsförderung, 9*(1), 3–9. https://doi.org/10.1007/s11553-013-0418-x

Barthelmes, I., Oster, S. & Fiedler, M. (2012). *Gesund leben – auch am Arbeitsplatz. Möglichkeiten der betrieblichen Prävention von* (1 Aufl.) (BKK Bundesverband, Deutsche Gesetzliche Unfallversicherung e. V., AOK-Bundesverband, vdek, Hrsg.). *iga.Fakten 3* (S. 1–16).

Biewig, L., Kämmerer, F., Ribbe, S., Rubach, C. & Wollny, L. (2016). *Kennzahlen im Betrieblichen Gesundheitsmanagement – Wie ein optimales Gesundheitscontrolling gelingen kann. Arbeitspapier Nr. 16 der Leibniz-Fachhochschule Hannover* (1 Aufl.). Hannover.

ENWHP. (2009). *Luxemburger Deklaration zur Betrieblichen Gesundheitsförderung. Stand 02.02.2009.* Verfügbar unter: https://www.google.com/url?sa=t&rct=j&q=&esrc=s&source=web&cd=&ved=2ahUKEwj7ren9tJuEAxXlbPED-HXsNAi8QFnoECA4QAQ&url=https%3A%2F%2Fwww.netzwerk-bgf.at%2Fcdscontent%2Fload%3Fcontentid%3D10008.571220%26version%3D1391192956&usg=AOvVaw1bA7mbWHt0WdezD-NIxq6kZ&opi=89978449

IW-Personalpanel (2019, 28. Mai). Digitalisierung - Arbeit 4.0: Die Angst ist unbegründet. *IWD.* Verfügbar unter: https://www.iwd.de/artikel/arbeit-40-die-angst-ist-unbegruendet-431213/

Konietzko, J. & Dupuis, H. (1989). *Handbuch der Arbeitsmedizin — Arbeitsphysiologie, Arbeitspathologie, Prävention.* Landsberg, München, Zürich: ecomed- Verlagsgesellschaft mbH.

Meyer, J.-A. & Tirpitz, A. (2008). *Betriebliches Gesundheitsmanagement in KMU. Widerstände und deren Überwindung* (Reihe, Bd. 14, 1. Aufl.). Lohmar, Köln: Eul.

Möller, J. (2023, 25. April). New Work und Arbeiten 4.0: Was versteht man darunter und welche Chancen und Risiken birgt es? *EXPERTS & TALENTS.*

Morsch, Prof. Dr. phil. Arne. (2023). *Studienbrief Betriebliches Management I (rev.30.041.000).* Deutsche Hochschule für Prävention und Gesundheitsmanagement, Saarbrücken.

Pfannstiel, M. A. & Mehlich, H. (Hrsg.). (2018). *BGM - ein Erfolgsfaktor für Unternehmen. Lösungen, Beispiele, Handlungsanleitungen.* Wiesbaden: Springer Gabler.

Rohmert, W. (1984). Das Belastungs-Beanspruchungs-Konzept. *Zeitschrift für Arbeitswissenschaft,* (38 (10NF)), 193–200.

Rohmert, W. & Rutenfranz, J. (1975). *Arbeitswissenschaftliche Beurteilung der Belastung und Beanspruchung an unterschiedlichen industriellen Arbeitsplätzen.* Bonn: Bundesministerium für Arbeit und Sozialordnung.

Statistisches Bundesamt.. *Kleine und mittlere Unternehmen.* Verfügbar unter: https://www.destatis.de/DE/Themen/Branchen-Unternehmen/Unternehmen/Kleine-Unternehmen-Mittlere-Unternehmen/_inhalt.html

Stowasser, S. (Institut für angewandte Arbeitswissenschaft (ifaa), Hrsg.). *Die neue Ergonomie-Grundnorm DIN EN ISO 26800* (KANBrief 2/12). Verfügbar unter: https://www.kan.de/publikationen/kanbrief/neue-grundlagendokumente-der-ergonomie/die-neue-ergonomie-grundnorm-din-en-iso-26800

Struhs-Wehr, K. (2017). *Betriebliches Gesundheitsmanagement und Führung. Gesundheitsorientierte Führung Als Erfolgsfaktor Im BGM.* Wiesbaden: Springer Fachmedien Wiesbaden GmbH. Verfügbar unter: https://livivo.idm.oclc.org/login?url=https://ebookcentral.proquest.com/lib/zbmed-ebooks/detail.action?docID=4864600

Uhle, T. & Treier, M. (2019). *Betriebliches Gesundheitsmanagement. Gesundheitsförderung in der Arbeitswelt - Mitarbeiter einbinden, Prozesse gestalten, Erfolge messen* (4., vollständig aktualisierte und erweiterte Auflage). Wiesbaden, Heidelberg: Springer. https://doi.org/10.1007/978-3-658-25410-0

Www.haufe.de (2016, 2. Februar). New Work steigert Arbeitgeberattraktivität. *Haufe.* Verfügbar unter: https://www.haufe.de/personal/hr-management/infografik-new-work-steigert-arbeitgeberattraktivitaet_80_337672.html

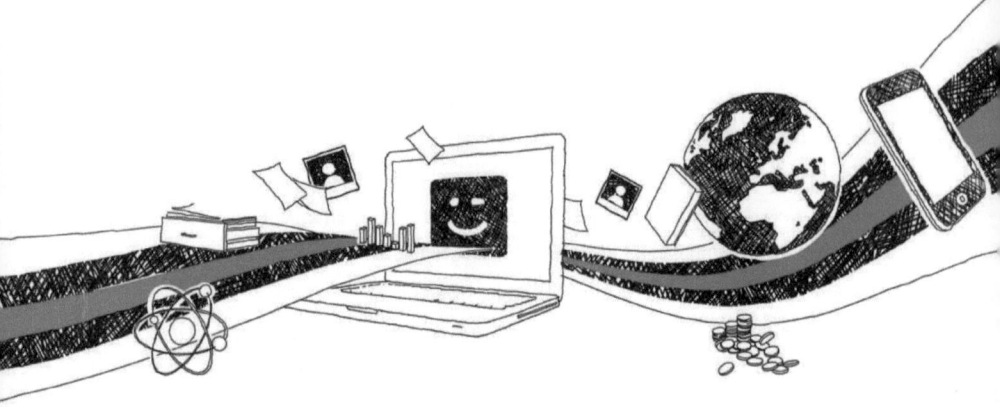
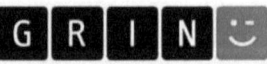